Der Darm
heile deinen Darm und werden gesund

Ursachen von Darmbeschwerden
und Darmkrankheiten verstehen und bekämpfen
Darmsanierung, Präbiotika, Probiotika

Auflage 2015 September
ISBN-13: 978-1517492984
ISBN-10: 151749298X

Webseite www.mira-brand.de
Email: mira@mira-brand.de
Infos zu Impressum auf www.mira-brand.de
Gestaltung : Martin Müller
Bilder: Kozzi.com Photography

Newsletter Eintrag für Neuerscheinungen,
bitte per Email Anfrage an:
newsletter@mira-brand.de

Mira Brand

Der Darm
heile deinen Darm und werden gesund

Inhaltsverzeichnis

Vorwort

Vielen Dank, dass du "**Der Darm – Heile deinen Darm und werde gesund**" erworben hast. Früher maß man dem Darm und der Darmflora nur wenig Bedeutung bei. Doch mittlerweile weiß man, dass der Darm weit mehr als nur ein Verdauungsorgan ist. Die Zusammensetzung der Darmflora scheint einen wesentlichen Einfluss auf die Entwicklung verschiedener Krankheiten und sogar auf unsere Psyche und unser Verhalten zu haben. Ein gesunder Darm ist also erste Voraussetzung für einen gesunden Körper und ein stabiles Immunsystem.

In diesem Buch erhältst du grundlegende Informationen zu Aufbau und Funktion des Darms und einen kleinen Abriss über den Ablauf der Verdauung. Du erfährst, was die Darmflora ist, wie sie sich normalerweise zusammensetzt und warum diese Mikroorganismen so wichtig für uns sind. Doch leider macht der Darm immer wieder Probleme und ist an der Entwicklung verschiedener Krankheiten beteiligt. Die Ernährung ist dabei von entscheidender Bedeutung, sowohl bei der Vorbeugung als auch zur Therapie von Darmerkrankungen.

Wenn du bisher noch nie etwas von FODMAPs gehört hast und beim Stichwort "probiotisch" an Joghurt denkst wirst du nach der Lektüre wissen, was diese mit einer darmgesunden Ernährung zu tun haben. Außerdem enthält dieses Buch wichtige Informationen über die Darmsanierung, also den Wiederaufbau der natürlichen Darmflora. Du erfährst welche Mittel und Wege es gibt, um das Gleichgewicht im Darm wiederherzustellen. Wenn du selbst eine Darmsanierung planst, können dir die Tipps im letzten Kapitel vielleicht weiterhelfen.

Der Darm

Wir reden nicht gern über den Darm. In Europa gilt es fast schon als Tabu über die Verdauung oder den Stuhlgang zu sprechen. Manchen Menschen ist ihr Darm sogar so peinlich, dass sie sich auch bei starken Beschwerden des Verdauungsapparates nicht zum Arzt trauen. Dabei sollten wir diesem wichtigen Organ ruhig etwas mehr Respekt und Dankbarkeit entgegenbringen. Der Darm erfüllt nämlich einige wichtige Aufgaben, die weit über die reine Verdauung von Nahrungsmitteln hinausgehen. In anderen Kulturen spricht man viel freier über den Darm und ist sich seiner Bedeutung weit mehr bewusst. Im asiatischen Raum glaubt man, dass die Seele im Bauch wohnt und sich dort auch der Sitz der Gesundheit befindet. Auf Englisch sagt man "You've got guts!" zu jemandem der mutig ist, doch "guts" ist auch das englische Wort für "Eingeweide". Wer Gedärme hat, der hat also auch Mumm! Auch die deutsche Redensart "Auf sein Bauchgefühl hören" kommt nicht von ungefähr, hat doch der Darm entscheidenden Einfluss auf unser Wohlbefinden. Wir alle kennen das: Wenn die Verdauung ein wenig durcheinandergerät, dann fühlen wir uns auch nicht besonders gut.

Eine gesunde und problemlos funktionierende Verdauung ist die absolute Grundbedingung für einen gesunden Körper und Geist, das wusste man schon in der

Antike. Der Darm hat aber noch weitere Funktionen: Er produziert 80 % der für unser Immunsystem so wichtigen Abwehrzellen, ist für die Regulierung des Wasserhaushalts zuständig und stellt Hormone und Botenstoffe her. Im Darm befindet sich das enterische Nervensystem, auch "Bauchgehirn" genannt. Es handelt sich um ein Geflecht aus Nervenzellen, das beinah den gesamten Magen-Darm-Trakt durchzieht und weit mehr Neuronen besitzt als das Rückenmark. Über die sogenannte Darm-Hirn-Achse steht das enterische Nervensystem mit dem Gehirn in Verbindung. Wissenschaftler vermuten, dass das Bauchgehirn für Entscheidungen "aus dem Bauch heraus" verantwortlich ist. In unserem Darm passiert also weit mehr als die simple Verdauung der Nahrung und Ausscheidung der unverwertbaren Reste.

Ein kranker oder aus dem Gleichgewicht geratener Darm betrifft den gesamten Körper und sogar die Psyche erheblich. Andersherum ist es genauso: Wenn wir gestresst oder unglücklich sind schlägt uns das "auf den Magen" oder wir bekommen plötzlich Durchfall. Bevor wir uns aber mit den Krankheiten und Problemen des Darms beschäftigen wollen wir zunächst das gesunde Organ, seinen Aufbau und seine Funktionen genauer betrachten.

Der Aufbau des Darms

Der menschliche Darm ist ein mehrere Meter langes, schlauchförmiges Organ und reicht vom Magenausgang, dem sogenannten Magenpförtner, bis hin zum After. Er wird in verschiedene Abschnitte unterteilt, die sich in ihrem Aufbau und in ihrer Funktion voneinander unterscheiden. Grob unterscheidet man zwischen Dünn- und Dickdarm.

Der **Dünndarm** schließt sich direkt an den Magen an und besteht seinerseits wieder aus verschiedenen Abschnitten, dem *Zwölffingerdarm*, dem *Krummdarm* und dem *Leerdarm*. Der Dünndarm ist um die fünf Meter lang, seine Oberfläche wird durch zahlreiche Falten und Ausbuchtungen der Schleimhaut (Zotten) auf über 30 m^2 vergrößert. Der Nahrungsbrei verbleibt mehrere Stunden im Dünndarm, denn hier werden über Kontakt mit der Darmschleimhaut und durch die Mithilfe zahlreicher Verdauungsenzyme viele wichtige Nährstoffe in den Körper aufgenommen. Dazu zählen Kohlenhydrate, Eiweiße, Fette, Vitamine und Salze. Außerdem entzieht der Dünndarm der Nahrung rund 80 % ihres Wassergehalts. Nach dem Dünndarm kommt der

Dickdarm. Dieser besteht wiederum aus mehreren Abschnitten, nämlich dem *Blinddarm mit Wurmfortsatz*, dem *Kolon* und dem *Mastdarm* oder auch *Enddarm*. Der Dickdarm hat einen größeren Durchmesser als der Dünndarm, ist dafür aber nur einen

Meter lang und scheint ihn in der Bauchhöhle zu umrahmen. Im Dickdarm wird dem Nahrungsbrei noch mehr Wasser entzogen. Es findet fast keine Nährstoffaufnahme mehr statt, die erfolgte ja bereits im Dünndarm. Darum findet man im Dickdarm auch keine Darmzotten mehr, dafür aber bandartige Wandverstärkungen. Im Dickdarm werden die unverdaulichen Reste der Nahrung außerdem mit Schleim angereichert, um die Ausscheidung zu erleichtern. Im Enddarm wird nichts mehr verdaut. Hier wird der Stuhl gelagert, bis der Darm schließlich entleert wird.

Wie funktioniert die Verdauung? Ein kleiner Überblick

Eine der wichtigsten Aufgaben des Darms ist die Verdauung der Nahrung, also die Zerlegung des Speisebreis in seine einzelnen Bestandteile (Proteine, Fette, Vitamine, Mineralien, usw.), die dann über den Blutkreislauf dorthin transportiert werden, wo der Körper sie benötigt. Dieser Prozess beginnt bereits im Mund. Hier wird jeder Bissen gut durchgekaut und mit Speichel vermischt. Dadurch kann die Nahrung leichter hinuntergeschluckt werden. Außerdem enthält Speichel bereits verschiedene Verdauungsenzyme, die mit der Aufspaltung von Kohlenhydraten beginnen. Vielleicht ist dir ja auch schon aufgefallen, dass ein Stück Brot nach einiger Zeit des Kauens plötzlich süß schmeckt. Das liegt daran, dass die Enzyme die komplexeren Kohlenhydrate des Brotes in einfache Kohlenhydrate zerlegen - und das ist nichts anderes als Zucker. Die zerkaute Nahrung landet über die Speiseröhre im Magen. Im oberen Teil dieses Organs wird sie zunächst gesammelt. Wie lange die Nahrung im Magen bleibt, hängt von ihrer Beschaffenheit ab.

Leicht Verdauliches wie Obst oder Gemüse wird schon nach ein bis zwei Stunden weiter transportiert, schwerverdauliche, fettige Gerichte liegen uns buchstäblich schwer im Magen: Sie bleiben sogar fünf bis acht Stunden hier! Der Magen vermischt den Nahrungsbrei durch Muskelbewegungen, die wir alle schon mal "von außen" gespürt haben. Außerdem bilden bestimmte Zellen in der Magenwand den sogenannten Magensaft, der im wesentlichen aus Salzsäure sowie dem eiweißspaltenden Enzym Pepsin besteht. Durch die Säure herrscht im Magen ein sehr saures Milieu (pH-Wert 2 bis 3) in dem viele Bakterien und andere Krankheitserreger abgetötet werden. Dadurch schützt der Magensaft den Körper vor Infektionen. Die Wissenschaft war sogar lange Zeit der Meinung, dass sich im Magen grundsätzlich keine Mikroorganismen ansiedeln könnten. Als das Bakterium *Helicobacter pylori* entdeckt wurde, musste diese Ansicht jedoch zurückgezogen werden. Dieses Bakterium, das eine Reihe von Magenerkrankungen auslösen kann, schützt sich mit einer Schleimschicht gegen die sauren Magensäfte und wird darum auch nicht abgetötet.

Die saure Umgebung begünstigt aber auch die Aktivität des Pepsins, das die im Nahrungsbrei enthaltenen Proteine für die weitere Verdauung im Darm vorbereitet, in dem es sie zu sogenannten Polypeptidketten umbaut. Andere Nahrungsbestandteile (z.B. Kohlenhydrate) passieren den Magen dagegen unverändert, sie werden erst im Darm weiter zerlegt. Am Ende des Magens liegt der Magenpförtner, der dafür sorgt, dass der Nahrungsbrei in kleineren Portionen gleichmäßig in den Dünndarm wandert. Wie du bereits erfahren hast, findet im Dünndarm die meiste Verdauungsarbeit statt. Verschiedene Enzyme, die in der Bauchspeicheldrüse produziert werden, zerkleinern Fette, Proteine und Kohlenhydrate. Die Gallenblase liefert bestimmte Gallensalze, welche die Fettverdauung unterstützen. Die Nahrung bleibt mehrere Stunden im Dünndarm, damit alle enthaltenen Nährstoffe verdaut und ins Blut aufgenommen werden können. Der Dünndarm entzieht dem Speisebrei auch einen Großteil seiner Flüssigkeit. Das sind täglich 8 bis 9 Liter! Dabei stammt die meiste Flüssigkeit aus unserem eigenen Körper (z.B. Speichel, Magensaft und andere Verdauungssäfte) und nicht aus Nahrung und Getränken. Wenn alle verwertbaren Stoffe aus der Nahrung aufgenommen worden sind, gelangen die unverdaulichen Überreste in den Dickdarm und werden schließlich ausgeschieden. Der gesamte Prozess der Verdauung dauert etwa 30 Stunden, je nachdem was wir gegessen haben.

Die Darmflora und ihre Bedeutung

Wir sind nicht allein. Im Darm eines jeden Menschen leben Milliarden von Bakterien. Ohne diese kleinen Helfer könnten wir unsere Nahrung nicht verdauen und auch unser Immunsystem wäre nicht in der Lage, Krankheitserreger abzuwehren. Die Gesamtheit aller Mikroorganismen die unseren Darm besiedeln nennt man Darmflora. Die menschliche Darmflora ist ein komplexes und sehr dynamisches Ökosystem. Ein Neugeborenes besitzt noch keine Darmflora, die Besiedlung beginnt aber bereits während Geburt, vorausgesetzt das Kind kommt auf natürlichem Weg zur Welt. Bei Babys die per Kaiserschnitt geboren werden dauert es etwas länger, bis sich die Darmflora entwickelt. Es kann sogar zur Fehlbesiedlung mit unerwünschten Keimen kommen, die das unreife Immunsystem des Säuglings noch nicht abwehren kann. Ob eine solche Fehlprägung des Immunsystems auch langfristige Folgen haben kann (z.B. verstärkte Neigung zu Allergien), ist noch nicht eindeutig geklärt. Vorbeugend werden mittlerweile nach der Geburt meist bestimmte probiotische Mittel verabreicht. Diese enthalten Mikroorganismen, die normalerweise im Darm leben und unterstützen so den Aufbau einer gesunden Darmflora. Auch die Ernährung eines Säuglings in den ersten Lebenswochen hat einen entscheidenden Einfluss auf die Zusammensetzung seiner Darmflora. Im Darm von Stillkindern leben vor allem milchsäureproduzierende Bakterien. Diese sorgen für ein saures Milieu, in dem sich Krankheitserreger nur schlecht ansiedeln können. Die Darmflora von Kindern, die mit Flaschennahrung ernährt werden gleicht dagegen der eines Erwachsenen.

Eigentlich ist der Begriff "Flora" nicht mehr ganz richtig. Er stammt nämlich aus der Zeit, als man Bakterien, Pilze und andere Mikroorganismen noch dem Pflanzenreich zuordnete. Inzwischen weiß man aber, dass Bakterien ein eigenständiges Reich bilden. Die neue Bezeichnung "Mikrobiom" hat sich aber noch nicht durchsetzen können. Dieser Begriff schließt neben den Mikroorganismen im Darm auch die Bewohner von Nase, Haut, Mund, Rachen und Urogenitaltrakt mit ein. Mittlerweile gilt das Mikrobiom sogar als eigenständiges Organ und ist Gegenstand vieler wissenschaftlicher Untersuchungen.

Über die genaue Anzahl der Bakterien in unserem Darm gibt es sehr unterschiedliche Angaben, die von 400 bis zu 36.000 verschiedenen Arten reichen. Die genaue Artbestimmung ist nämlich nicht einfach, da viele Bakterien nur unter ganz bestimmten Bedingungen leben können. Im Dickdarm ist die Bakteriendichte mit 100 Milliarden bis 1 Billion Mikroorganismen pro Gramm Darminhalt übrigens deutlich höher als im Dünndarm: Hier sind es nur 1000 bis 10 Millionen pro Gramm. Insgesamt sind es wahrscheinlich zwischen 10 und 100 Billionen Individuen, die 1 bis 2 kg unseres

Körpergewichts ausmachen. Das sind zehnmal mehr Mikroorganismen als ein Mensch Zellen besitzt.

Die Darmflora besteht jedoch nicht aus egoistischen Parasiten. Nein, die vielen Mikroorganismen leben gewissermaßen in Symbiose mit uns. Sie helfen uns und wir helfen ihnen, auch wenn wir davon, wenn alles reibungslos funktioniert, eigentlich gar nichts mitbekommen. Dies sind nun die vielfältigen Aufgaben der mikrobiotischen Gemeinschaft im menschlichen Darm:

- Erhaltung des darmspezifischen Milieus

- Produktion von Enzymen, die der Mensch nicht produzieren kann und die den menschlichen Darm beim Verdau bestimmter Nährstoffe (z.B. komplexe pflanzliche Kohlenhydrate) unterstützen

- Bereitstellung von Enzymen, die dem Abbau oder der Neutralisation toxischer Substanzen dienen. Dadurch schützen sie den menschlichen Körper vor der Aufnahme von Schadstoffen.

- Verhindern der Ansiedlung oder Vermehrung von Krankheitserregern und Parasiten

- Herstellung verschiedener Vitamine (Vitamin B1, Vitamin B2, Vitamin B6, Vitamin B12, Vitamin C, Vitamin K)

- Anregung der Darmbewegungen (Darmperistaltik), die den Nahrungsbrei durch den Darm Richtung Ausgang befördern

- Versorgung der Darmepithelzellen mit Energie. Das sind die Zellen, aus denen die Darmschleimhaut besteht und die Transport- und Barrierefunktionen haben und darum viel Energie brauchen

- Positive Regulierung und Prägung des Immunsystems

Bei jedem Menschen ist die Artenvielfalt der Darmflora unterschiedlich ausgeprägt. Damit bestimmte, lebenswichtige Aufgaben auf jeden Fall erfüllt werden, gibt es zum Glück einen gemeinsamen Nenner: Verschiedene Gene, die etwa für die Bildung von Enzymen zur Verstoffwechselung mancher Nährstoffe zuständig sind, sind immer in den Bakterien dominant, egal welcher Art sie angehören. Warum sich bestimmte Bakterien im menschlichen Darm ansiedeln und welche Auswirkungen das auf unseren gesamten Metabolismus hat, ist eine spannende und sehr komplexe Frage, die noch nicht eindeutig beantwortet werden können. Grob lässt sich die menschliche Darmflora weltweit in drei Hauptgruppen einteilen, die man durchaus auch als "drei Ökosysteme" bezeichnen kann. In jeder dieser Gruppen dominiert ein anderer Bakterientyp. Weitere

Unterschiede bestehen in der Energiegewinnung aus der Nahrung und in der Produktion von Vitaminen.

Enterotyp 1 "Bacteroides" kommt besonders bei westlichen Fleischessern vor. Es dominieren Bakterien, die sich auf die Energiegewinnung aus Mehrfachzuckern, tierischen Eiweißen und gesättigten Fettsäuren spezialisiert haben. Produziert werden vor allem die Vitamine B2 (Riboflavin), B5 (Pantothensäure) und B7 (Biotin) sowie Vitamin C.

Enterotyp 2 "Prevotella-Bakterienstamm" dominiert bei Menschen, die sich vorwiegend vegetarisch ernähren. Nur jeder zehnte Vegetarier oder Veganer ist ein Bacteroides-Typ. Prevotella-Bakterien baut vorwiegend Zucker-Protein-Komplexe ab, die im Schleim der Darmschleimhaut vorkommen. Die Produktion von Vitamin B1 (Thiamin) und Folsäure überwiegt.

Enterotyp 3 "Ruminococcus-Bakterien" bevölkern vor allem die Gedärme von Gemischtköstlern, die sich sehr ausgewogen mit Lebensmitteln sowohl tierischer als auch pflanzlicher Herkunft ernähren. Auch die Ruminococcus-Bakterien können Schleimproteine abbauen. Dabei nutzen sie besonders effektiv die dabei entstehenden kleinen Zuckermoleküle.

Übrigens wird der Enterotyp nicht davon beeinflusst wie alt wir sind, welches Geschlecht wir haben oder woher wir kommen, sondern durch unsere Gene und Essgewohnheiten.

Die Zusammensetzung unserer inneren Artenvielfalt hat möglicherweise viel mehr Auswirkungen, als wir uns vorstellen können und scheint unsere Gesundheit weitgehend zu beeinflussen. Wenn die Darmflora besonders effizient Energie aus Kohlenhydraten gewinnen kann steht dem Körper auch mehr Energie zur Verfügung und das kann zu Übergewicht führen. Auch viele Krankheiten stehen möglicherweise in Zusammenhang mit der Vielfalt der Darmflora. So scheinen im Darm von Rheuma-Patienten oft besonders viele Prevotella-Bakterien zu leben. Ob dies eine Ursache oder eine Folge der Erkrankung ist, das ist noch unbekannt. Auch eine erhöhte Neigung zu Allergien, Diabetes, Autismus, Depressionen, Arteriosklerose und viele andere Erkrankungen scheinen irgendwie mit dem inneren Ökosystem in Verbindung zu stehen. Neue Erkenntnisse auf diesem Gebiet könnten dabei helfen zu verstehen, warum und wie diese Krankheiten entstehen. Auf Grundlage dessen könnten wirksame vorbeugende Maßnahmen und bessere Behandlungsmöglichkeiten entwickelt werden.

Unser wichtigster Schutzwall: Die Darmbarriere

Der Zusammenhang zwischen Darmflora und intaktem Immunsystem wurde nun schon häufiger erwähnt. Wie genau die Mikroorganismen in deinem Darm dafür sorgen, dass du nicht krank wirst, darum soll es in diesem Kapitel gehen.

Die Darmwand ist eine sehr komplexe Struktur und hat eine Oberfläche von mehr als 30 m^2. Allein die Größe des Organs macht deutlich, wie wichtig eine Erkennung von Krankheitserregern in diesem Bereich ist. Denn durch die Darmschleimhaut gelangen wichtige Nährstoffe in den menschlichen Blutkreislauf. Gleichzeitig muss die Darmwand schädliche Stoffe und Krankheitserreger erkennen und deren Eindringen in den Körper verhindern. Dazu ist ein intelligentes System von Nöten, dass durch die Zusammenarbeit von Darmbakterien, Zellen der Darmschleimhaut, dem Darmimmunsystem und dem enterischen Nervensystem entsteht.

Wie du bereits erfahren hast, können manche Darmmikroben schädliche Stoffe erkennen und neutralisieren. Andere Bakterien regulieren bestimmte Stoffwechselprozesse in den Epithelzellen der Darmwand. Sie helfen die kleinen Zwischenräume zwischen den Zellen abzudichten. Wenn diese nämlich durchlässig werden, strömt Wasser in den Darm ein und es kommt zu starkem Durchfall. Gleichzeitig können Keime, halbverdaute Nahrungsbestandteile und andere unerwünschte Stoffe ungehindert ins Blut gelangen, aktivieren dort das Darmimmunsystem und lösen so Entzündungen aus. Man spricht dann vom Leaky-Guts-Syndrom.

In der Darmschleimhaut befinden sich außerdem 80 % aller Zellen des Immunsystems, die Krankheitserreger erkennen und Abwehrreaktionen auslösen können. Im gesamten Magen-Darm-Bereich liegt zudem lymphatisches Gewebe vor. Besonders im letzten Abschnitt des Dünndarms (Krummdarm) und im Blinddarm mit Wurmfortsatz (Appendix) findet man besonders viele Lymphfollikel, die ebenfalls eine wichtige Abwehrfunktion erfüllen. Der Wurmfortsatz scheint übrigens entgegen früherer Ansichten doch kein nutzloses Anhängsel zu sein. In ihm können wichtige Darmbakterien im Fall einer Durchfallerkrankung ausharren, um sich anschließend schnell wieder zu vermehren und eine Fehlbesiedlung des Darms zu verhindern.

Das gesamte Abwehrsystem ist ein sehr komplexes und gleichzeitig fragiles Gebilde. Störungen der Darmbarriere können zu Nahrungsunverträglichkeiten oder schweren chronischen Darmentzündungen führen und werden mit immer mehr Erkrankungen in Verbindung gebracht. Welche Erkrankungen im Darm entstehen können, darum soll es im folgenden Kapitel gehen.

Typische Erkrankungen des Darms

Störungen und Fehlfunktionen der Darmbarriere können zu zahlreichen Erkrankungen des Darms führen. Doch neueste Forschungsergebnisse zeigen, dass auch viele andere Krankheiten ihren Ursprung im Darm haben. Als **Fehlbesiedlungen** bezeichnet man eine veränderte Zusammensetzung der Darmflora sowie eine Über- oder Unterbesiedlung des Darms. Sie tritt im Dünn- oder Dickdarm oder in beiden gleichzeitig auf. Eine Fehlbesiedlung äußert sich in einer erhöhten Infektanfälligkeit, plötzlicher Unverträglichkeit bestimmter Nahrungsmittel, Bauchschmerzen und Blähungen. Wenn die Flora des Dünndarms gestört ist, treten Blähungen auf, ohne dass Darmgase abgehen. Der aufgeblähte Bauch "verschwindet" über Nacht. Bei Fehlbesiedlungen des Dickdarms gehen die Blähungen dagegen mit Flatulenzen einher. Störungen der Darmflora können durch die Einnahme von Antibiotika oder anderen Medikamenten, ungesunde Ernährung und Stress entstehen.

Viele Menschen vertragen bestimmte Nahrungsmittel nicht. Es handelt sich dabei aber nicht immer um Allergien! Das kann unterschiedliche Gründe haben und betrifft verschiedene Nahrungsmittelgruppen. Hier ein kleiner Überblick über solche Unverträglichkeiten, die ihre Ursache im Darm haben:

Wer unter **Laktoseinteroleranz** leidet kann Milchzucker nicht verdauen. Dem Darm fehlt das Enzym Laktase, das für die Spaltung der Laktose verantwortlich ist. Das trifft auf gut dreiviertel der erwachsenen Weltbevölkerung zu. Eine Laktoseunverträglichkeit entwickelt sich erst mit der Zeit. Säuglinge vertragen den Milchzucker Laktose noch, der auch in der Muttermilch enthalten ist. Nur in sehr seltenen Fällen ist der Mangel an Laktase angeboren. Mit dem Abstillen wird das milchzuckerspaltende Enzym nicht mehr produziert. Nur in Kulturen bei denen Kuhmilch und daraus hergestellte Produkte zu einem festen Bestandteil der Ernährung gehören, konnte sich im Laufe der Zeit eine Mutation durchsetzen, die für ein aktives Laktaseenzym auch über das Säuglingsalter hinaus sorgt. Das trifft vor allem auf die Bewohner Europas und ihre Kolonien (Nordamerika, Australien) und Russland zu. Doch auch knapp ein Viertel der westlichen Bevölkerung verträgt keine Laktose.

Laktase ist normalerweise im Dünndarm aktiv. Wenn das Enzym fehlt, gelangt der Milchzucker unverdaut in den Dickdarm. Hier wird er von den Darmbakterien vergoren. Dabei entstehen Milchsäure, Wasserstoff und Methan. Diese Gärungsprodukte führen zu Blähungen und Durchfall, doch eine Laktoseintoleranz kann sich auch durch Bauchschmerzen, Schwindel, Übelkeit und Kopfweh äußern. Die beste Therapie bei einer Milchzuckerunverträglichkeit ist der Verzicht auf laktosehaltige Lebensmittel, auch wenn in den meisten

Fällen eine komplett milchzuckerfreie Diät nicht notwendig ist. Laktasetabletten als Nahrungsergänzungsmittel und ein gezielter Aufbau der Darmflora können die Unverträglichkeit positiv beeinflussen.

Erstaunlich viele Menschen vertragen keinen Fruchtzucker. Unter einer sogenannten **intestinalen Fruktoseintoleranz** leiden etwa 30 % aller erwachsenen Deutschen. Damit ist die Fruchtzuckerunverträglichkeit wesentlich häufiger als die bekanntere Laktoseintoleranz. Sie darf nicht mit der sehr viel selteneren hereditären Fruktoseintoleranz verwechselt werden. Dabei handelt es sich um eine erblich bedingte Störung des Fruktosestoffwechsels aufgrund eines Enzymdefekts in der Leber.

Die intestinale Fruktoseintoleranz wird durch eine eingeschränkte Aufnahme von Fruktose, einer sogenannten Malabsorption, im Darm hervorgerufen. In der Wand des Dünndarms sitzen bestimmte Transportproteine die auf die Aufnahme von Fruchtzucker spezialisiert sind. Diese Fruktosetransporter tragen die Bezeichnung GLUT-5. Es gibt verschiedene Gründe für eine zu geringe Aufnahme von Fruktose aus dem Speisebrei:

- Es sind nicht genügend GLUT-5-Transporter in der Dünndarmwand vorhanden

- Die Fruktose-Transporter liegen in ausreichender Anzahl vor, funktionieren jedoch nur eingeschränkt oder verlangsamt
- Der Speisebrei wird zu schnell durch den Dünndarm befördert, so dass die Transporter nicht genug Zeit zur Fruktoseaufnahme haben

Die verminderte Aufnahme von Fruktose allein führt noch nicht zu einer Fruktoseintoleranz. Diese tritt nur dann auf wenn gleichzeitig auch eine funktionelle Darmstörung vorliegt. Um was für eine Störung genau es sich dabei handelt ist allerdings noch nicht bekannt. Fakt ist, dass bestimmte Moleküle im Dickdarm den osmotischen Druck erhöhen. Das bedeutet, dass die Konzentration dieser Moleküle (in unserem Beispiel Fruktose) im Darminneren höher ist als im Blut. Um diesen Unterschied auszugleichen strömt Wasser in den Darm ein und starker Durchfall ist die Folge. Weiterhin wird der nicht aufgenommene Fruchtzucker von den im Dickdarm lebenden Bakterien fermentiert. Dabei entstehen wiederum osmotisch aktive Moleküle, die ebenfalls zu Durchfall führen, aber auch Gase (Methan, Wasserstoff, u.a.) die Blähungen verursachen. Da sich jedoch die Dickdarmflora eigentlich an die erhöhte Verfügbarkeit von Fruchtzucker anpassen müsste, scheinen weitere Faktoren bei der Fruktoseunverträglichkeit eine Rolle zu spielen. Dazu gehören Störungen in der Dickdarmflora (Artenvielfalt, Leistungsfähigkeit), Transportprobleme des Darminhalts oder eine zu schnelle Entleerung des Mageninhalts in den Darm.

Typische Beschwerden einer Fruchtzucker-unverträglichkeit sind Bauchschmerzen, Übelkeit, Blähungen, Durchfall und Verstopfung. Wenn weiterhin fruktosehaltige Lebensmittel gegessen werden, kann sich die Aufnahmefähigkeit weiter verschlechtern. Außerdem wird die Entstehung eines Reizdarms begünstigt.

Da die eigentliche Fehlfunktion des Darms noch nicht bekannt ist scheint die beste Therapie die Vermeidung fruktosehaltiger Nahrungsmittel zu sein. Ein kompletter Verzicht ist meist nicht notwendig und kann sogar zu Nährstoffmangel führen. Der Name "Fruchtzucker" führt oft zu der Annahme, dass er nur in Früchten vorkommt. Das ist aber nicht der Fall, im Gegenteil. Viele Obstarten sind auch bei einer Fruktosemalabsorption sehr gut verträglich. Sie enthalten nur wenig Fruktose oder gleichzeitig auch Glukose (Traubenzucker), welche die Fruktoseaufnahme im Darm fördert. Oft hilft es auch Obst nicht pur zu essen, sondern nach einer Mahlzeit oder gemeinsam mit Milchprodukten oder anderen eiweißhalten Lebensmitteln (z.B. Sojajoghurt). Fette und Eiweiße sorgen nämlich für eine langsamere Fruktoseabsorption. Erstaunlicherweise findet man Fruchtzucker in vielen Süßigkeiten, Lightprodukten, Softdrinks und sogar in Gemüsekonserven. Diese Produkte sollten bei einer Unverträglichkeit nur sparsam genossen werden. Außerdem sollte von bestimmten

Zuckeraustauschstoffen wie Xylit, Sorbit und Mannit Abstand genommen werden. Diese werden ebenfalls über den GLUT-5- Transporter absorbiert und behindern dadurch die Fruktoseaufnahme. Auch mit einer Fruktosemalabsorption kann man sich vollwertig und gesund ernähren. Betroffene sollten herausfinden, welche Lebensmittel sie vertragen und welche nicht. Dabei kann eine Ernährungsberatung oder das Führen eines Ernährungstagebuchs hilfreich sein. Auch eine Darmsanierung zum gezielten Aufbau der Darmflora kann die Symptome lindern und der Darmfunktionsstörung entgegenwirken.

Als **Zöliakie** bezeichnet man die Überempfindlichkeit gegenüber bestimmter Bestandteile des in vielen Getreidearten enthaltenen Klebereiweißes Gluten. Das Gluten selbst ist ein Stoffgemisch und besteht aus einer Reihe von Reserveproteinen die zu den Prolaminen und Glutelinen gehören. Die Überempfindlichkeitsreaktion wird von verschiedenen Proteinen aus der Prolaminfraktion ausgelöst. Je nach Getreideart sind das unterschiedliche Substanzen. Beim Weizen ist es das Gliadin, bei der Gerste das Hordenin und beim Roggen das Secalinin. Von Zöliakie ist etwa 1 % der deutschen Bevölkerung betroffen.

Wenn gesunde Menschen glutenhaltige Lebensmittel essen, wird das Klebereiweiß von einem Enzym verdaut, das in der Schleimhaut des Dünndarms lokalisiert ist. Bei einer Zöliakie erkennt der Körper bestimmte

Bestandteile des Prolaminanteils fälschlicherweise als schädlich und bildet Antikörper gegen diese und auch gegen das Enzym selbst, die dann die Darmschleimhaut angreifen. Als Folge entstehen starke Entzündungen, die Schleimhaut wird geschädigt und die Darmzotten bilden sich zurück. Die Nahrung kann nicht mehr richtig verdaut werden und es kommt zu Mangelerscheinungen, da durch die verringerte Schleimhautoberfläche die Nährstoffaufnahme erschwert wird. Das Krankheitsbild der Zöliakie ist sehr unterschiedlich. Oft wird eine Zöliakie bereits im Kindesalter entdeckt, wenn die ersten getreidehaltigen Nahrungsmittel eingeführt werden. Die klassischen Symptome sind Gewichtsverlust, Appetitlosigkeit, Wachstumsstörungen, Erbrechen, Durchfall oder auch Verstopfung. Typisch ist der aufgeblähte Bauch. Es kann durchaus auch zu Wesensveränderungen kommen. Manche Kinder verlernen auch bestimmte Fähigkeiten wieder, zum Beispiel Stehen oder Laufen. Mit zunehmendem Lebensalter werden die Beschwerden diffuser und sind nicht immer eindeutig auf eine Zöliakie zurückzuführen. So kann sich die Glutenunverträglichkeit bei Erwachsenen auch durch andauernde Müdigkeit und Abgeschlagenheit, schmerzende Knochen, Nervosität, Zahnschäden und Eisenmangel äußern. Bei Verdacht Zöliakie wird das Blut auf Antikörper untersucht. Ist der Befund positiv bringt eine Biopsie des Dünndarms Gewissheit.

Möglicherweise ist Zöliakie sogar erblich bedingt. Bestimmte äußere Einflüsse wie Infektionen des Darms, Stress, ein geschwächtes Immunsystem, Ernährungsgewohnheiten, übermäßiger Alkoholkonsum und sogar psychische Faktoren können außerdem die Entstehung einer Glutenüberempfindlichkeit begünstigen. Die genauen Zusammenhänge sind allerdings noch nicht klar. Da Menschen, die schon als Säugling mit Getreideprodukten in Berührung gekommen sind statistisch gesehen häufiger eine Zöliakie entwickeln, sollten Babys immer glutenfrei ernährt werden.

Zöliakie ist gegenwärtig nicht heilbar. Einzig durch eine konsequent glutenfreie Ernährung verschwinden die Symptome. Die Darmschleimhaut regeneriert sich und das Risiko für Langzeitfolgen sinkt. Das klingt zunächst einmal nach einer großen Einschränkung, denn Betroffene müssen alle Lebensmittel die Gluten enthalten von ihrem Speiseplan streichen. Dazu gehören alle Produkte die aus Weizen, Roggen, Dinkel, Gerste, Kamut, Einkorn, Emmer oder Hafer hergestellt werden. In der Lebensmittelindustrie wird Gluten als Emulgator, Geliermittel, Stabilisator oder Aromastoffträger verwendet, darum müssen Zöliakiepatienten bei Fertiggerichten genau auf die Zutatenliste achten.

Eine weitere Erkrankung des Darms ist das **Reizdarmsyndrom,** auch **Reizdarm** oder **nervöser Darm** genannt. Diese Begriffe stehen für eine Reihe von

Funktionsstörungen des Verdauungsorgans, die relativ häufig in der Bevölkerung vorkommen. Frauen sind davon häufiger betroffen als Männer.

Das Reizdarmsyndrom äußert sich in verschiedenen Symptomen, die teilweise denen anderer Darmerkrankungen ähneln. Im Gegensatz dazu ist ein Reizdarm jedoch harmlos und geht nicht mit einer Verkürzung der Lebenszeit einher. Dennoch kann die Lebensqualität der Betroffenen durch die Beschwerden teils stark eingeschränkt werden. Typische Symptome sind Bauchschmerzen, Blähungen, Durchfall oder Verstopfung, die wiederkehrend auftreten. Da schwerwiegende Erkrankungen wie Darmkrebs oder chronische Darmentzündungen sowie Nahrungsmittelunverträglichkeiten und Zöliakie ähnliche Symptome verursachen, müssen diese zunächst als Ursache ausgeschlossen werden. Wenn feststeht, dass keine dieser Erkrankungen vorliegen und die Beschwerden in den letzten 12 Monaten an mindestens 12 nicht aufeinander folgenden Wochen auftraten, dann ist höchstwahrscheinlich ein Reizdarm der Grund dafür. Andersherum gibt es auch Betroffene denen ein nervöser Darm diagnostiziert wurde, doch eigentlich haben sie eine Nahrungsmittelunverträglichkeit oder eine andere Darmerkrankung. Die Suche nach der korrekten Ursache der Beschwerden ist also sehr wichtig.

Da die Symptome nicht organischen Ursprungs sind glaubte man lange Zeit, dass es sich um eine rein psychosomatische Erkrankung handle. Mittlerweile weiß man jedoch, dass verschiedenste Faktoren einen Reizdarm auslösen können. Bei vielen Patienten sind die Darmbewegungen gestört. Es kann sich also um eine Funktionsstörung des darmeigenen Nervensystems handeln, welches die Bewegungen des Verdauungsorgans steuert. Dies würde auch die erhöhte Schmerzempfindlichkeit des Darms erklären. Auch eine Glutensensitivität kann möglicherweise zur Entstehung eines Reizdarms beitragen. In einer 2012 veröffentlichten Studie wurde festgestellt, dass eine glutenfreie Diät zu einer Besserung der Reizdarmsymptome beitragen kann. Einer der wichtigsten Faktoren scheint außerdem die Artenvielfalt und Zusammensetzung der Darmflora zu sein, so dass eine Fehlbesiedlung der Schleimhaut die Beschwerden verursacht. Doch auch chronische Stoffwechselerkrankungen wie Diabetes tragen möglicherweise zur Entwicklung eines Reizdarms bei.

Da die Ursachen des Reizdarms noch nicht genau bekannt ist, können nur die Symptome behandelt werden. Als sehr wirkungsvoll hat sich eine Diät erwiesen, bei der auf sogenannte **FODMAPS** verzichtet wird. Diese Abkürzung steht für "**F**ermantable **O**ligosaccharides, **D**isaccharides, **M**onosaccharides **a**nd **P**olyols". Dabei handelt es sich um Mehrfachzucker, Doppelzucker (z.B. Laktose), Einfachzucker (z.B. Fruktose) und Zuckeralkohole (Süßstoffe), die im Dünndarm nur schlecht aufgenommen werden und darum unverändert den Dickdarm erreichen. Dort werden sie von Bakterien der Darmflora vergärt. Die Gärungsprodukte dieser Stoffe sind osmotisch aktiv und verursachen Durchfall. Weiterhin entstehen bei diesem Prozess verschiedene Gase, die ebenfalls zu Beschwerden führen. Wie genau eine FODMAP-arme Ernährung aussieht, wirst du im nächsten Kapitel erfahren.

Neben den Nahrungsmittelunverträglichkeiten gibt es auch chronisch-entzündliche Erkrankungen des Darms. Die bekanntesten sind Morbus Crohn und Colitis ulcerosa.

Morbus Crohn ist eine Entzündung, die im gesamten Verdauungstrakt von der Mundhöhle bis zum After auftreten kann. Am häufigsten sind der letzte Abschnitt des Dünndarms und der vordere Teil des Dickdarms betroffen. Die Entzündung breitet sich nicht von einem Ausgangspunkt aus, vielmehr gibt es gesunde und kranke Darmabschnitte.

Morbus Crohn tritt am häufigsten bei jungen Menschen zwischen dem 15. und 35. Lebensjahr auf erstmals auf, aber auch ältere Menschen können erkranken. In Deutschland leben etwa 300.000 Menschen mit Morbus Crohn. Die Autoimmunerkrankung tritt schubweise auf. Die Betroffenen erleben also Zeiten völliger Symptomfreiheit, denen dann eine Phase mit starken Beschwerden folgt. Die typischen Symptome sind starke Durchfälle und krampfartige Bauchschmerzen, sowie Gewichtsabnahme und Appetitlosigkeit. Daneben können auch Gelenkschmerzen, Entzündungen der Haut und chronische Müdigkeit auftreten. Die Länge eines Schubs ist individuell verschieden und dauert von wenigen Tagen bis hin zu einigen Wochen. Morbus Crohn ist eine ernsthafte Erkrankung und gehört unbedingt in ärztliche Behandlung, da sich die Darmschleimhaut durch die wiederkehrende Entzündung krankhaft verändern und es zu teilweise sehr ernsten Komplikationen, wie Nährstoffmangel oder einem Darmverschluss kommen kann. Morbus Crohn kann nicht geheilt werden und kann als chronische Krankheit eine große psychische Belastung für die Betroffenen darstellen. Erfreulicherweise verkürzt die Krankheit aktuellen Erkenntnissen zufolge jedoch nicht die Lebenserwartung.

Die genaue Ursache der Autoimmunkrankheit ist noch nicht eindeutig geklärt. Wahrscheinlich kann eine genetische Veranlagung das Auftreten von Morbus Crohn begünstigen. Außerdem tritt die Krankheit in Familien gehäuft auf. Enge Verwandte eines Morbus-Crohn-Patienten haben ein zehnfach erhöhtes Risiko, ebenfalls zu erkranken. Doch auch äußere Faktoren spielen eine Rolle. Morbus Crohn kommt in Industrieländern wesentlich häufiger vor als in ärmeren Teilen der Erde. Raucher erkranken öfter an Morbus Crohn als Nichtraucher. Die Ernährung hat dagegen keinen Einfluss auf die Entstehung der Krankheit. Einzig eine lange Zeit unerkannte Lebensmittelunverträglichkeit kann im schlimmsten Fall zu einer Darmentzündung und zu einem Ausbruch von Morbus Crohn führen. Darum ist es wichtig, eine vermutete Unverträglichkeit ärztlich abklären zu lassen.

Auch **Colitis ulcerosa** ist eine chronische Entzündung der Schleimhaut, sie tritt aber im Gegensatz zu Morbus Crohn nur im Dickdarm auf. Meist beginnt die Entzündung im Mastdarm und breitet sich von dort kontinuierlich aus. In der Folge entstehen Geschwüre der Schleimhaut. Die Krankheit verläuft schubweise, so dass die Patienten beschwerdefreie Phasen erleben, die manchmal Monate oder Jahre anhalten können. Ein akuter Schub äußert sich durch starken, oft blutigen Durchfall. Die Betroffenen haben das andauernde Bedürfnis, zur Toilette zu müssen. Dazu kommen starke, krampfartige Bauchschmerzen und manchmal auch Fieber. Die Ausprägung der Symptome ist individuell verschieden.

Die von Colitis ulcerosa verursachten Beschwerden können eine starke Beeinträchtigung der Lebensqualität verursachen und dadurch auch zu Depressionen und Angstgefühlen führen. Außerdem kann die wiederkehrende Entzündung der Darmschleimhaut Komplikationen mit sich ziehen, so dass auch Colitis ulcerosa in ärztliche Behandlung gehört. Genau wie Morbus Crohn scheint auch diese Erkrankung zu den Autoimmunkrankheiten zu gehören. Möglicherweise erkennt das Immunsystem eine noch unbekannte körpereigene Substanz nicht als solche und greift in der

Folge die Darmschleimhaut an. Wahrscheinlich spielt die genetische Veranlagung eine Rolle und auch die Ernährung und Hygienestandards scheinen die Entstehung der Krankheit zu beeinflussen. Colitis ulcerosa wurde früher ebenfalls zu den psychosomatischen Krankheiten gezählt, heute weiß man jedoch dass die psychische Verfassung keine Ursache für die Entstehung der chronischen Darmentzündung ist. Allerdings kann bei Colitis-Patienten Stress einen Krankheitsschub begünstigen.

Die richtige Ernährung für einen gesunden Darm

Natürlich liegt es nicht allein an der Ernährung, wenn der Darm Probleme macht. Faktoren wie Stress, erbliche Veranlagung, Alkohol- und Nikotinkonsum oder Bewegungsmangel können ebenfalls einen schlechten Einfluss auf die Darmgesundheit haben. Und nicht zuletzt treten Verdauungsprobleme oft als Nebenwirkung bei der Einnahme von Antibiotika auf, weil diese Medikamente bekanntermaßen die Zusammensetzung der Darmflora verändern. Fakt ist jedoch, dass wir mit einer darmfreundlichen Ernährung einen entscheidenden Einfluss auf die Gesundheit des Verdauungsorgans und dadurch auf unser eigenes Wohlbefinden haben.

Welche Ernährungsform bei Darmproblemen am besten geeignet ist, lässt sich so pauschal gar nicht beantworten. Dabei kommt es ganz darauf an, welche Beschwerden der Darm eigentlich verursacht und worin die Ursachen liegen. Zum Glück steckt nicht immer eine ernste Krankheit dahinter. Liegt eine Fehlernährung vor? Hast du eine bekannte Laktose- oder Fruktoseintoleranz oder vermutest du eine Lebensmittelunverträglichkeit? Hast du Antibiotika einnehmen müssen? Oder fühlst du dich zur Zeit besonders gestresst, unglücklich, ängstlich oder du hast Streit mit jemandem? Denn auch negative Gefühle und Erlebnisse können Verdauungsprobleme auslösen, sie "schlagen" uns im wahrsten Sinne des Wortes "auf den Magen". Wenn du unter Darmbeschwerden ganz gleich welcher Art leidest, dann solltest du dich umgehend an deinen Hausarzt oder deine Hausärztin wenden. Er oder sie kennt deine Krankheitsgeschichte und kann weitere Untersuchungen veranlassen, um deinen Darmproblemen auf den Grund zu gehen.

Wenn keine Erkrankung oder Unverträglichkeit für deine Darmprobleme verantwortlich ist, kann eine Ernährungsumstellung die Beschwerden lindern. Dabei hilft dir eine professionelle Ernährungsberatung. Um ganz genau herauszufinden was du eigentlich isst und welche Beschwerden im Zusammenhang mit bestimmten Lebensmitteln auftreten, kannst du ein Ernährungstagebuch führen. Für Smartphones gibt es bereits verschiedene Apps dafür. Bei schwerwiegenden Problemen und ernsthaften Darmerkrankungen ist eine Ernährungsberatung unumgänglich. Du erfährst was du essen darfst und was nicht und erhältst, zum Beispiel in Form eines Speiseplans Unterstützung bei der Ernährungsumstellung.

Auf den folgenden Seiten erfährst du nun, wie eine darmfreundliche Ernährung aussehen kann, welche Stoffe besonders förderlich auf die Darmgesundheit wirken und welche Lebensmittel du besser meiden solltest.

Ballaststoffe

Ballaststoffe sind weitgehend unverdauliche Bestandteile von Lebensmitteln. Meist handelt es sich um Kohlenhydrate, die vom menschlichen Körper nicht verarbeitet werden können. Sie sind nur in pflanzlichen Produkten enthalten, also in Getreide- und Pseudogetreidearten, Gemüse, Obst und Hülsenfrüchten. Mittlerweile gelten Ballaststoffe, ganz entgegen ihres Namens, als unverzichtbare Bestandteile einer gesunden Ernährung. Die Deutsche Gesellschaft für Ernährung empfiehlt eine tägliche Zufuhr von mindestens 30 g Ballaststoffen, am besten über Gemüse, frisches oder getrocknetes Obst, Vollkornprodukte oder Nüsse.

Ballaststoffe erhöhen das Nahrungsvolumen ohne dem Körper mehr Energie zuzuführen. Sie bewirken ein langanhaltendes Sättigungsgefühl, weil sie die Magenentleerung verzögern. Dadurch eignen sie sich auch gut zum Abnehmen. Ballaststoffe binden auf ihrem Weg durch den menschlichen Verdauungstrakt sehr viel Wasser an sich. Manche können die hundertfache Menge ihres Eigengewichts an Wasser speichern. Der Speisebrei gewinnt an Volumen und drückt gegen die Darmwand. Dieser Druck erhöht die Darmperistaltik, die Darmbewegungen werden angeregt und der Speisebrei wird schneller Richtung Ausgang befördert. Darum helfen bestimmte ballaststoffreiche Lebensmittel wie Flohsamen oder Leinsamen bei Verstopfung, aber nur bei ausreichender Flüssigkeitszufuhr! Ballaststoffen wird außerdem eine vorbeugende Wirkung auf diverse Zivilisationskrankheiten nachgesagt. Sie senken den Cholesterinspiegel und verringern dadurch möglicherweise das Risiko für Herz-Kreislauf-Erkrankungen. Da sie auch den Blutzuckerspiegel senken und stabil halten, wird besonders Diabetikern eine ballaststoffreiche Kost empfohlen. Personen die viele Ballaststoffe zu sich nehmen bekommen seltener Karies. Ob Ballaststoffe auch Darmkrebs vorbeugen können, ist noch nicht eindeutig geklärt.

Aufgrund ihrer verdauungsanregenden Wirkung werden Ballaststoffe auch Reizdarmpatienten empfohlen, die zu Verstopfungen neigen. Doch neueste Studien zeigen, dass nicht alle Ballaststoffe zur Linderung der Symptome geeignet sind. Es gibt nämlich lösliche und unlösliche Ballaststoffe. Zu den löslichen Ballaststoffen gehören zum Beispiel Pektin, das in der Schale verschiedener Obstsorten vorkommt oder die in Algen enthaltenen Stoffe Agar und Carrageen. Auch Floh- und Leinsamen enthalten lösliche Ballaststoffe. Unlösliche Ballaststoffe sind zum Beispiel Cellulose, die in allen pflanzlichen Nahrungsmitteln enthalten ist oder das Lignin, das in den Fäden grüner Bohnen oder in Obstkernen vorkommt. Beide Ballaststoffgruppen nehmen Wasser auf und vergrößern das Volumen des Speisebreis, doch lösliche Ballaststoffe werden von den Darmbakterien vollständig zu kurzkettigen Fettsäuren abgebaut, währen die unlöslichen Ballaststoffe nahezu unverändert wieder ausgeschieden werden. In einer Studie der Universität Utrecht fand man heraus, dass lösliche Ballaststoffe, wie sie zum Beispiel in Flohsamen enthalten sind, die typischen Beschwerden eines Reizdarms lindern und so die Lebensqualität der Betroffenen verbessern können. Unlösliche Ballaststoffe aus Weizenkleien bewirkten dagegen keine Besserung der Symptome und wurden darüber hinaus auch schlechter vertragen. Diese Angaben beziehen sich auf eine gezielte tägliche Zufuhr von Ballaststoffen in Form von je 20 Gramm Flohsamen bzw. Weizenkleie.

FODMAPs

In Bezug auf das Reizdarmsyndrom wurden die sogenannten FODMAP bereits erwähnt. Die Abkürzung steht für "fermentierbare Oligo-, Di- und Monosaccharide und Polyole". Zu diesen Stoffen gehören kurzkettige Kohlenhydratverbindungen (Fruktose, Laktose, Galaktose u.a.) sowie verschiedene Zuckeraustauschstoffe (Sorbit, Xylit, Maltit, u.a.).

Diese Kohlenhydrate werden vom Dünndarm nur schlecht aufgenommen. Sie gelangen unverändert in den Dickdarm und werden von den dort lebenden Bakterien fermentiert. Die dabei entstehenden Abbauprodukte (und teilweise auch die FODMAPs selbst) sind osmotisch aktiv und ziehen Wasser in den Darm. Dadurch entstehen starke Durchfälle. Bei der Fermentation bilden die Bakterien außerdem verschiedene Gase, die dann zu Blähungen, Bauchschmerzen und anderen unangenehmen Beschwerden führen. Australische Wissenschaftler untersuchten den Einfluss einer FODMAP-armen Ernährung bei Reizdarmpatienten. Dabei stellten sie fest, dass ein Verzicht auf diese Kohlenhydrate zu einer signifikanten Besserung der Symptome führt. Dieser Effekt konnte bereits nach einer Woche beobachtet werden. Aufgrund dieser positiven Ergebnisse plädieren die Autoren der Studie dafür, diese spezielle Diät als gezielte Therapie zur Behandlung des Reizdarmsymptoms einzusetzen.

Ein Verzicht auf FODMAPs bietet sich aber auch zur Therapie anderer Darmerkrankungen und Verdauungsbeschwerden an. Menschen die unter einer Fruktosemalabsorption oder Laktoseintoleranz leiden, denen aber eine entsprechende Diät keine Besserung bringen konnte, können von der kohlenhydratarmen Ernährungsform profitieren. Patienten mit Morbus Crohn oder Colitis ulcerosa die bereits mit entsprechenden Medikamenten behandelt werden und dennoch nicht beschwerdefrei sind oder reizdarmähnliche Symptome entwickelt haben, können durch einen Verzicht auf FODMAPs ebenfalls Linderung erfahren.

In der folgenden Tabelle findest du eine (unvollständige) Liste von Lebensmitteln mit hohem und solchen mit niedrigem FODMAP-Gehalt. Die im Internet angebotenen FODMAP-Tabellen stimmen nicht immer überein, da die Angaben von Forschungsgruppen aus verschiedenen Ländern stammen, in denen z. T. verschiedene Obst- oder Gemüsesorten angebaut werden. Außerdem ist der Fruktose- und Fruktangehalt vom Reifegrad der jeweiligen Frucht abhängig.

Lebensmittelgruppe	**hoher FODMAP-Gehalt**	**niedriger FODMAP-Gehalt**
Milchprodukte	Kuh-, Ziegen- und Schafmilch, Dosenmilch, Kondensmilch, Milchcreme, Joghurt, Quark, Hüttenkäse, Ricotta, Mascarpone, saure Sahne, Schlagsahne, Eiscreme, Buttermilch	Alle laktosefreien Produkte, sowie Frischkäse, Cheddar, Parmesan, Brie, Feta, Mozzarella, griechischer Joghurt, selbstgemachter Joghurt Ausnahme: Probiotische Lebensmittel!

Lebensmittelgruppe	hoher FODMAP-Gehalt	niedriger FODMAP-Gehalt
pflanzlicher Milch- & Fleischersatz	Seitan, Sojabohnen, Miso, Sojamilch (aus Sojabohnen), Sojajoghurt	Pflanzenmilch aus Mandeln, Reis, Kokos, Sojaeiweiß oder Haselnüssen, Tofu, Tempeh, pflanzlicher Joghurt aus Kokosmilch
Getreide	jegliche Produkte die Weizen, Gerste oder Roggen enthalten (also Brot & Backwaren, Müsli,	Glutenfreie Getreide und Pseudogetreide: Mais, Reis, Hafer, Tapioka, Quinoa, Amaranth u.a.
Obst	Apfel, Aprikose, Birne, Brombeeren, Dattel, Feige, Kaki, Kirsche, Litschi, Mango, Nektarine, Pfirsich,	Ananas, Bananen, Blaubeeren, Cranberries, Erdbeeren, Grapefruit, Himbeere, Honigmelone, Johannisbeere,

Lebensmittelgruppe	hoher FODMAP-Gehalt	niedriger FODMAP-Gehalt
	Pflaume, Rosinen, Sultaninen, Wassermelone Trockenobst, Steinobst, große Portionen jeder Art von Obst (mehr als 2 - 3 Früchte pro Tag)	Kiwi, Limette, Mandarine, Orange, Passionsfrucht, Rhabarber, Weintrauben, Zitrone
Gemüse	Artischocken, Blumenkohl, Erbsen, Knoblauch, Kohl, Pilze, Porree, Schalotten, Spargel, Stangensellerie, Zuckermais, Zwiebeln	Aubergine, Blattsalate, Brokkoli, Fenchel, Kürbis, Grüne Bohnen, Gurke, Ingwer, Kartoffeln, Karotten, Mangold, Mais, Paprika, Pastinaken, Spinat, Süßkartoffeln, Tomate, Zucchini
Hülsenfrüchte	Kichererbsen,	Erdnüsse

Lebensmittelgruppe	hoher FODMAP-Gehalt	niedriger FODMAP-Gehalt
	Kidneybohnen, Linsen	
Samen, Nüsse, Kerne	Pistazien, Cashewnüsse	alle anderen Nüsse, Sonnenblumenkerne, Kürbiskerne, Nussmuse (außer Cashewmus), Lein-, Floh- und Chiasamen, Sesam
Getränke	Getränke mit künstlichen Süßstoffen, (Lightprodukte), Säfte aus unerlaubten Obstarten	Wasser, Säfte und Smoothies aus den erlaubten Obstarten, Tee, Kaffee (in Maßen oder koffeinfrei)
Alkohol	Rum, Sherry, Portwein	Wein, Bier, Wodka, Gin (in Maßen)
Zucker und	Honig,	Alle Zuckerarten

Lebensmittelgruppe	hoher FODMAP-Gehalt	niedriger FODMAP-Gehalt
Süßstoffe	Agavendicksaft, Maissirup, Sorbitol, Mannitol, Xylitol	(Rohrzucker, Rübenzucker, weiß, braun roh, Traubenzucker), Glukose, Glukosesirup, Ahornsirup, Melasse Süßstoffe: Aspartam, Acesulfam, Saccharin, Stevia

Eine kurzfristige Ernährungsumstellung kann auf eigene Faust durchgeführt werden. Wenn du langfristig FODMAPs aus deiner Ernährung ausschließen willst, dann sprich vorher mit deinem Arzt.

Eine FODMAP-arme Ernährung verläuft in zwei Phasen. Für die ersten 6 bis 8 Wochen solltest du strikt alle Lebensmittel vermeiden, die FODMAPs enthalten. Nach dieser Zeit sollten sich deine Beschwerden gebessert haben. Anschließend geht es darum, bestimmte wichtige Produkte oder deine Lieblingsspeisen wieder in deine

Ernährung aufzunehmen und deinen Speiseplan gezielt auf dich und deine Bedürfnisse abzustimmen. Dazu werden diese Lebensmittel einzeln auf ihre Verträglichkeit hin getestet. Diese Phase sollte schrittweise und möglichst unter Aufsicht eines professionellen Ernährungsberaters oder einer Ernährungsberaterin erfolgen. Er oder sie wird gemeinsam mit dir einen Ernährungsplan aufstellen und dir dabei helfen dich gesund zu ernähren, ohne dass es zu Mangelerscheinungen kommen kann. Allerdings ist die FODMAP-arme Ernährung im deutschsprachigen Raum noch nicht sehr bekannt, darum gibt es hierzulande noch nicht so viele ErnährungsberaterInnen, die sich mit dem Ernährungsprinzip auskennen.

Auch die Art des Essens beeinflusst die Verträglichkeit der Lebensmittel. Das gilt übrigens nicht nur für eine FODMAP-arme Diät oder andere Ernährungsweisen, sondern für jeden. Nimm dir genug Zeit dafür dein Essen zuzubereiten und schlinge es anschließend nicht hinunter, sondern achte darauf, jeden Bissen gründlich zu kauen. Die Verdauung beginnt schließlich schon im Mund. Vermeide Fertiggerichte, zu fette oder stark gewürzte Speisen und Süßigkeiten. Achte darauf was du isst und lass dich nicht vom Fernseher, Radio oder dem Smartphone ablenken. Kaffee und einige alkoholhaltigen Getränke enthalten zwar keine FODMAPs, können jedoch ebenfalls zu Verdauungsbeschwerden und Blähungen führen. Sie sind zwar erlaubt sollten jedoch, wenn überhaupt, nur in Maßen genossen werden. Iss nicht zu viel auf einmal und lege zwischen den Mahlzeiten zwei bis drei Stunden Pause ein. Ob mehrere kleine Mahlzeiten am Tag gesünder sind als das klassische Frühstück-Mittag-Abendbrot ist noch nicht hinreichend belegt worden. Finde selbst heraus, welcher Rhythmus besser für dich und deinen Tagesablauf geeignet ist.

Da Stress ein nicht unerheblicher Faktor bei der Entstehung von Verdauungsproblemen und Reizdarm ist solltest du versuchen, dein Leben entspannter zu gestalten. Nimm dir ausreichend Zeit für dich selbst und tue, was dir Spaß macht und dich entspannt. Probiere doch einmal Yoga oder Meditation aus, wenn es dich interessiert. Falls in deinem Leben sehr belastende oder konfliktbeladende Situationen vorherrschen und du das Gefühl hast, alleine nicht mehr weiterzukommen, solltest du dir professionelle Unterstützung suchen.

Probiotika und Präbiotika

Sowohl probiotisch als auch präbiotisch wirkende Produkte können eine aus dem Gleichgewicht geratene Darmflora gezielt wieder aufbauen oder die nützlichen Bakterien fördern und so die Darmgesundheit effektiv verbessern.

Als Probiotika werden eine Reihe von speziellen Lebensmitteln und Zubereitungen bezeichnet, die mit bestimmten Bakterienstämmen angereichert sind. Dabei handelt es sich überwiegend um verschiedene

Laktobazillen- und Bifidobakterienstämme, die zur Gruppe der Milchsäurebakterien gehören. Diese sollen im Dünn- und Dickdarm einer Fehlbesiedlung durch andere Bakterien entgegenwirken indem sie diese verdrängen. Manche probiotisch aktiven Bakterienstämme bilden auch bestimmte antibakteriell wirksame Substanzen, um im Darm unerwünschte Keime abzutöten. Allerdings müssen probiotische Lebensmittel meist regelmäßig konsumiert werden, da die meisten darin enthaltenen Bakterien nicht allzu lange im Darm überleben. Die im Supermarkt erhältlichen Probiotika sind mit Vorsicht zu genießen, da die Hersteller ihre Produkte zwar als "gesundheitsfördernd" bewerben, diese Wirkung aber oft nicht durch klinische Studien belegen. Viele der verwendeten Bakterienstämme überleben die extremen Bedingungen im Magen nicht und erreichen ihren Bestimmungsort nicht oder in zu geringer Anzahl um die Darmflora noch positiv beeinflussen zu können. Es ist außerdem möglich, dass die verwendeten Bakterien nicht nur die unerwünschten Keime verdrängen, sondern auch die nützlichen Darmbakterien. Im Jahr 2009 verglich die Zeitschrift Ökotest 15 verschiedene Joghurtsorten, die als "probiotisch" vermarktet werden. Diese enthielten oft nicht nur zu wenige Bakterien, sondern steckten auch noch voller Zucker oder künstlicher Süßstoffe. Hinzu kommen eventuell noch künstliche Fruchtaromen oder Verdickungsmittel.

Aus diesen Gründen ist es sinnvoller probiotische Arzneimittel aus der Apotheke zu verwenden, um die Darmflora effektiv zu stärken. Diese unterliegen strengen Richtlinien und dürfen nur solche Bakterienstämme enthalten, welche die Reise durch den Magen lebend überstehen und sich im Darm vermehren können. Bisher gibt es noch nicht viele Mittel die diesen Ansprüchen gerecht werden, da auf dem Gebiet der Probiotika noch reichlich Forschungsbedarf besteht. Übrigens enthalten auch manche fermentierte Lebensmittel lebende Milchsäurebakterien, sofern sie nicht pasteurisiert worden sind. Dazu gehören Sauerkraut, Sauerkrautsaft, Brottrunk und Miso.

Bei den sogenannten Präbiotika handelt es sich um bestimmte unverdauliche Nahrungsbestandteile, also um Ballaststoffe. Sie dienen nützlichen und gesundheitsfördernden Mikroorganismen (vor allem Laktobazillen und Bifidobakterien) im Dickdarm als Nahrung und regen so deren Wachstum und Aktivität an. Dadurch wird auch die Zusammensetzung der Darmflora gezielt beeinflusst. Präbiotische Substanzen sind in verschiedenen pflanzlichen Nahrungsmitteln. Dabei handelt es sich vorrangig um Di-, Oligo- und Polysaccharide und Fruktane. Sie werden von den Darmbakterien zu Milchsäure, kurzkettigen Fettsäuren und verschiedenen Gasen abgebaut, darum führen sie leicht zu Blähungen, besonders bei empfindlichen Menschen oder Reizdarmpatienten. Präbiotika werden ebenfalls als Zusatzstoff in funktionellen Lebensmitteln eingesetzt. Pflanzliche Produkte die wenig bis gar nicht verarbeitet worden sind, stellen eine natürliche Quelle für Präbiotika dar. Dazu gehören beispielsweise Schwarzwurzeln, Pastinaken, Artischocken, Chicorée und Zwiebeln.

Als Nahrungsergänzungsmittel werden manchmal Probiotika mit präbiotischen Substanzen kombiniert, um das Wachstum der enthaltenen Bakterien zu fördern. Diese Kombinationspräparate sind unter dem Namen "Synbiotika" erhältlich.

Fazit: Mit lebenden Bakterien oder "Bakterienfutter" angereicherte funktionelle Lebensmittel haben selten die positive Wirkung mit der sie beworben werden und sind dazu auch noch teuer. Wenn du deine Darmflora mit probiotischen Mitteln aufbauen möchtest, solltest du dich besser in der Apotheke beraten lassen. Zur Unterstützung einer gesunden und aktiven Darmflora kannst du, wenn du sie verträgst, natürliche präbiotische Lebensmittel in deine Ernährung einbauen. Diese haben sicher einen höheren Gesundheitswert, weil sie nicht nur Ballaststoffe, sondern auch Vitamine, Mineralien und sekundäre Pflanzenstoffe enthalten.

Fünf Grundregeln einer ausgewogenen Ernährung

Letztendlich können probiotische Joghurts und andere angebliche Wundermittel keinem von uns eine gesunde Darmflora zaubern, wenn wir uns nicht ausgewogen ernähren. Denn während eine einseitige Ernährung die Artenvielfalt in unserem Darmbiotop einschränken kann, bewirkt eine ausgewogene Ernährung das Gegenteil. Darum hier noch einmal als kleine Erinnerung die fünf Grundregeln für eine gesunde Ernährung:

- Abwechslungsreich essen: Genieße die volle Lebensmittelvielfalt und iss nicht immer das Gleiche. Selbst wenn du eine Lebensmittelunverträglichkeit oder Zöliakie hast, vegetarisch lebst oder auf FODMAPs verzichten möchtest, gibt es doch eine ganze Menge Lebensmittel, die du essen kannst oder darfst. Probiere neue Produkte aus, die du noch nicht kennst oder schon lange nicht mehr gegessen hast. Achte auch auf qualitativ hochwertige Lebensmittel und iss nicht zu viel Fleisch.

- Iss viel Obst und Gemüse: Die Deutsche Gesellschaft für Ernährung empfiehlt rohes oder gekochtes Gemüse zu fast jeder Mahlzeit (also mehrmals täglich) zu essen. Obst sollte es zwei- oder dreimal am Tag geben.

- Achte darauf, ausreichend viel zu trinken: Nimm täglich mindestens 1,5 bis 2 Liter Flüssigkeit zu dir, das ist besonders bei akuten Durchfällen, bei Verstopfung oder bei einer ballaststoffreichen Ernährung sehr wichtig. Gut geeignet sind Mineralwasser mit wenig Kohlensäure, ungesüßte

Kräuter- und Früchtetees oder ganz einfaches Leitungswasser. Letztes schmeckt mit ein paar frischen Minzblättern, einem Stückchen Ingwer oder ein paar Tropfen Zitronensaft gleich viel besser.

- Genieße fettreiche Lebensmittel sowie Salz und Zucker nur in Maßen: Verwende lieber pflanzliche Öle (z.B. Olivenöl oder Kokosöl) als tierische Fette und achte auch auf "versteckte" Fette in Fleisch- und Milchprodukten. Auch bei der Verwendung von Salz und Zucker ist weniger mehr.

- Beweg dich! Bewegung tut deinem Körper gut und regt die Darmbewegungen und dadurch die Verdauung an. Direkt nach dem Essen solltest du zwar keinen Sport machen, aber ein kleiner Spaziergang kann nicht schaden. Lass öfter mal das Auto stehen und fahre stattdessen mit dem Fahrrad oder gehe zu Fuß.

Darmreinigung und Darmsanierung

Eine aus dem Gleichgewicht geratene Darmflora kann zu vielen unangenehmen Beschwerden bis hin zu ernsthaften Erkrankungen führen. Dazu zählen neben Erkrankungen des Darms selbst Allergien, Migräne, Heuschnupfen, chronische Schmerzen, Rheuma und Autoimmunerkrankungen. Dass die Darmflora auch einen Einfluss auf das Verhalten hat konnte, zumindest bei Mäusen, bereits nachgewiesen werden. Forscher entdeckten nämlich, dass ängstliche Tiere mutiger wurden, nachdem man ihnen die Darmflora draufgängerischer Artgenossen verpflanzt hatte. Inwieweit dieses Ergebnis auf den Menschen übertragbar ist, ist aber noch nicht klar. Es wird jedoch vermutet, dass eine Dysbiose des Darms auch bei Depressionen und anderen psychischen Erkrankungen eine Rolle spielt.

Zur Wiederherstellung der natürlichen Artenvielfalt kann eine Darmsanierung durchgeführt werden. Zunächst muss festgestellt werden, ob tatsächlich ein Ungleichgewicht der Darmflora für die Beschwerden verantwortlich zu machen ist. Dazu genügt es meistens, eine Stuhlprobe im Labor untersuchen zu lassen. Wende dich am besten an einen Arzt oder Heilpraktiker wenn du eine Fehlbesiedlung deines Darms vermutest. Er wird die entsprechenden Untersuchungen und Laboranalysen veranlassen und dich über den gesamten Therapiezeitraum hinweg begleiten. Wenn du im Laufe der Therapie erneut eine Stuhlprobenanalyse haben möchtest, kannst du auch das Angebot der Firma "medivere" nutzen, in deren Onlineshop das Testset "Florastatus" erhältlich ist. Nach Einschicken der Probe erhältst du eine umfassende Analyse deiner Darmflora mit Anzahl aller schädlichen und nützlichen Mikroorganismen, pH-Wert und vielen weiteren Informationen.

Es gibt verschiedene Formen der Darmsanierung. Auf den folgenden Seiten sollen einige davon mitsamt ihren Vor- und Nachteilen vorgestellt werden:

Colon-Hydro-Therapie

Ein oft propagiertes Mittel ist die Darmreinigung, ein naturheilkundliches Verfahren das auf der Annahme basiert, dass sogenannte "Schlacken" in unserem Darm zurückbleiben und wir ihn darum regelmäßig "putzen" müssten. Die Kotreste würden sonst zu Vergiftungen führen und zu Depressionen, Allergien oder Neurodermitis führen. Diese Theorie entbehrt jedoch jegliche medizinische oder wissenschaftliche Grundlage. Der Darm ist sehr wohl in der Lage sich selbst zu reinigen und garantiert frei von jeglichen Kotresten oder Verkrustungen. Auch bei hartnäckigen Verstopfungen ist bisher kein Fall einer Vergiftung bekannt geworden. Oft wird zur Reinigung des Darms die sogenannte Colon-

Hydro-Therapie empfohlen und von Heilpraktikern durchgeführt. Es handelt sich um eine Weiterentwicklung des Einlaufs. Dem Darm werden dabei etwa 10 Liter Wasser zugeführt, manchmal auch mit wechselnder Temperatur. Oftmals wird diese Behandlung über mehrere Wochen hinweg regelmäßig durchgeführt, um schädliche Bakterien und Hefepilze auszuspülen. Abgesehen von der Entleerung des Darms hat dieser "moderne" Einlauf allerdings keinen nennenswerten Nutzen. Eine heilende Wirkung auf Allergien, Migräne oder andere Krankheiten sowie eine Verbesserung der Darmflora konnte bisher nicht wissenschaftlich nachgewiesen werden. Dafür hat die Colon-Hydro-Therapie einige Nachteile. So wird das Spülwasser bisweilen mit Kaffee, Essig oder Milch versetzt, um die reinigende oder heilende Wirkung zu verstärken. Dadurch wird aber meistens mehr Schaden als Nutzen angerichtet und die empfindliche Darmflora gerät noch mehr durcheinander. Elektrolytverluste, Kreislaufschwäche und Darmverletzungen sind weitere Risiken der Colon-Hydro-Therapie. Es kann sogar soweit kommen, dass der Darm von den häufigen Einläufen gewissermaßen abhängig wird und ein normaler Stuhlgang gar nicht mehr möglich ist.

Stuhltransplantation

In der konventionellen Medizin wird eine Darmsanierung meistens nicht für notwendig befunden. Hier wird die Ansicht vertreten, dass die Darmflora sich nach überstandener Erkrankung oder abgeschlossener Antibiotikagabe selbst regenerieren kann. Doch auch hier gibt es mittlerweile Ansätze zur Wiederherstellung einer gesunden Darmflora. Besonders bei Infektionen mit dem hartnäckigen Bakterium *Clostridium difficile* kann eine Stuhltransplantation hilfreich sein und sogar Leben retten, denn das Bakterium kann zu lebensbedrohlichen Durchfallerkrankungen führen. Eigentlich ein ganz normaler Darmbewohner kann sich *Clostridium difficile* durch die Verdrängung anderer Bakterien (z.B. durch Antibiotika) rasant vermehren und durch die Ausscheidung bestimmter Toxine eine Darmentzündung auslösen. Die Transplantation gesunden Stuhls, eine Therapie die bereits im vierten Jahrhundert in China durchgeführt wurde, bietet eine erfolgsversprechende Perspektive für Patienten, die unter wiederkehrenden Infektionen mit *C. difficile* leiden. Dieser wird meist von einem nahen Familienangehörigen gespendet und vor der Übertragung aufbereitet. Die Darmflora eng miteinander verwandter Menschen ist nämlich ähnlich zusammengesetzt und auch der "Ekelfaktor" ist etwas geringer.

Übrigens können auch andere *Clostridien*-Arten durch eine Dysbiose im Darm Überhand gewinnen und dann Probleme verursachen, wenn auch weniger schwerwiegende. Die Ursachen dafür liegen zum Beispiel in einer sehr fett- und eiweißreichen Ernährung, da genau diese Stoffe den Bakterien als Nahrungsgrundlage dienen.

Darmreinigung von innen

Mittlerweile werden im Handel eine ganze Reihe verschiedenster Produkte zur Darmreinigung angeboten. Dabei handelt es sich meist im Mittel in Tabletten- oder Pulverform, die kurmäßig über einen längeren Zeitraum eingenommen werden. Diese enthalten meistens Flohsamenschalen als Quellmittel, sowie diverse pflanzliche Bestandteile aus Kräutern oder Algen. Hinzu kommen manchmal noch Bentonit (Mineralerde) und Probiotika. Viele der verwendeten Pflanzen enthalten außerdem präbiotisch wirksame Substanzen (z.B. Löwenzahnwurzel) oder stärken das Immunsystem. Manchmal werden auch Pflanzen verwendet (z.B. die Süßwasseralge Chlorella), denen zwar eine positive Wirkung nachgesagt wird (in unserem Beispiel: Bindung von Schwermetallen), welche jedoch noch nicht bewiesen werden konnte. Diese Kuren sind meistens nicht ganz billig und ihre angebliche Wunderwirkung sollte kritisch betrachtet werden. Auch die Zusammensetzung aus vielen verschiedenen Inhaltsstoffen kann problematisch sein, denn nicht immer ist die Verträglichkeit jeder Zutat bekannt. Besser ist es, sich vor dem Kauf von seinem Arzt oder Heilpraktiker beraten zu lassen, um ein geeignetes Präparat auszuwählen.

Andere Präparate zum Aufbau der Darmflora

Neben den fertig gemischten Darmsanierungsmitteln gibt es weitere Präparate und Produkte, die den Aufbau der Darmflora gezielt fördern können. Dabei kommt es natürlich immer auf den aktuellen Status der Darmflora an und auch die Verträglichkeit ist individuell verschieden.

- **Heilerde** wird aus Lößablagerungen gewonnen, die in der Eiszeit entstanden sind. Sie besteht vor allem aus Aluminium-Silikaten, abhängig vom Abbaugebiet können auch andere Mineralien sowie Spurenelemente enthalten sein. Heilerde ist in verschiedenen Feinheitsgraden erhältlich, für die innerliche Anwendung ist feine oder mikrofeine Heilerde geeignet. Im Darm bindet die Heilerde Schadstoffe und unerwünschte Keime sowie Stoffe, die auf die natürliche Darmflora schädlich wirken. Außerdem kann Heilerde überschüssige Magen- und Gallensäure binden und hilft auf diese Weise bei Sodbrennen. Heilerde wird außerdem zur Behandlung von Blähungen und Durchfall verwendet.

- **Flohsamen** sind die Samen des Indischen Wegerichs (*Plantago ovata*). In deren Schalen sind besonders viele Ballaststoffe enthalten (sogenannte Polysaccharide), die bei Kontakt mit Wasser stark aufquellen. Auf diese Weise erhöhen sie im Darm das Volumen des Speisebreis. Dadurch wird die Darmperistaltik angeregt und der Darmentleerungsreflex ausgelöst. Aus diesem Grund werden Flohsamen häufig bei Verstopfung empfohlen. Dabei ist es besonders wichtig, ausreichend Flüssigkeit zu sich zu nehmen, da die Flohsamen sonst den umgekehrten Effekt haben. Auch bei Durchfall helfen die Samen, da sie den Stuhl verfestigen. Anscheinend fördern Flohsamen außerdem die natürliche Darmflora, senken den Cholesterinspiegel und fördern die Heilung verschiedener entzündlicher Prozesse im Verdauungstrakt. Pro Tag werden etwa zwei Teelöffel Flohsamen in ein Glas Wasser eingerührt und getrunken, anschließend sollte noch einmal mindestens die gleiche Menge Wasser getrunken werden. Die Besserung der Verdauung wird sich schon noch zwei bis drei Tagen bemerkbar machen. Anstelle von Flohsamen kommen übrigens auch Lein- oder Chiasamen infrage.

- **Huminsäuren** sind bestimmte Fraktionen der Huminstoffe. Diese entstehen im Boden wenn organische Substanz während der sogenannten Humifizierung abgebaut wird. Humusböden, Braunkohle und Torf sind natürliche Quellen für Huminsäuren. Für die medizinische Verwendung werden sie meistens aus Braunkohle gewonnen. Präparate mit Huminsäuren sind in der Apotheke erhältlich, z.B. in Kapselform. Sie werden bei Durchfallerkrankungen, geschwächtem Immunsystem, Nahrungsumstellung und anderen darmassoziierten Beschwerden empfohlen. Im Darm entfalten sie dann ihre positive Wirkung. Huminsäuren schützen entzündete Schleimhäute und regen die Bildung eines stärkeren Schutzfilms an. Sie absorbieren und neutralisieren krankmachende Darmkeime und die von ihnen gebildeten Toxine, sowie andere Schadstoffe und Schwermetalle. Alle diese schädlichen Stoffe werden dann ganz einfach mit dem Stuhl ausgeschieden. Außerdem haben Huminsäuren eine fungizide Wirkung auf den Pilz *Candida albicans*, der Infektionen im Darm auslösen kann. Die antibakterielle Wirkung der Huminsäuren hat keinen Einfluss auf die Zusammensetzung der Darmflora, im Gegenteil: Sie wirken stabilisierend und können so zur Wiederherstellung des natürlichen Gleichgewichts beitragen. Gleichzeitig sind die medizinisch verwendeten Huminsäuren vollkommen unbedenklich und nicht giftig. Nebenwirkungen sind bisher nicht bekannt. Durch die absorbierende Wirkung kann es aber zu Wechselwirkungen mit anderen Medikamenten kommen, darum sollten huminsäurehaltige Präparate zeitversetzt zu anderen Arzneimitteln eingenommen werden.

- Um die Darmschleimhaut bei ihrer Regeneration zu unterstützen kann **L-Glutamin** eingenommen werden. Dabei handelt es sich um eine Aminosäure, die besonders in den

Schleimhautzellen des Dünndarms und im Immunsystem benötigt wird. Eine Unterversorgung mit L-Glutamin kann dementsprechend zu entzündlichen Darmerkrankungen, geschwächten Abwehrkräften und einer "undichten" Darmschleimhaut (Leaky-Gut-Syndrom) führen. Durch Infektionskrankheiten, Stress und chronische Erkrankungen benötigt der Körper mehr L-Glutamin. Gesunde Menschen sollten mindestens 10 g L-Glutamin am Tag zu sich nehmen. Größere Mengen der Aminosäure sind in Käse, Quark, Joghurt, geräuchertem Fleisch, Weizen- und Sojaprodukten enthalten. Entzündliche Darmerkrankungen wie Morbus Crohn oder Colitis ulcerosa bewirken eine Veränderung der Darmschleimhaut. Sie wird weniger durchlässig, so dass es zu einer verminderten Nährstoffaufnahme und dadurch zu Nährstoffmangel kommt. L-Glutamin unterstützt den Wiederaufbau der Darmschleimhaut und wirkt gleichzeitig entzündungshemmend. Die Aufnahme von Nähr- und Vitalstoffen verbessert sich dadurch wieder. Auch das Immunsystem wird gestärkt. Präparate mit L-Glutamin gibt es in der Apotheke, manchmal auch in Kombination mit Zink und verschiedenen Vitaminen.

- **Magnesiumperoxid** kann bei einer Fehlbesiedlung mit anaeroben Fäulnisbakterien eingesetzt werden. Anaerobe Keime sind Organismen die keinen Sauerstoff zum Leben benötigen. Dieser kann eine hemmende Wirkung auf diese Lebewesen haben oder sie sogar abtöten. Wenn die Darmflora aus dem Gleichgewicht geraten ist, sind es oft die anaeroben Clostridien-Arten, die Fäulnisprozesse verursachen. Diese äußern sich unter anderem durch hartnäckige Blähungen. Das Magnesiumperoxid wird mit dem Ziel eingenommen, Sauerstoff in den Darm zu bringen, der diese Bakterien abtöten soll. Es reagiert mit der Salzsäure im Magen zu Wasserstoffperoxid, das dann im Darm aufgespalten wird. Dabei entstehen Wasser und Sauerstoff. Magnesiumperoxid sollte nicht länger als eine Woche eingenommen werden. Da sich die Beschwerden anfangs verstärken können, sollte das Präparat eingeschlichen werden. Man beginnt mit einer geringen Dosis, die dann ganz allmählich gesteigert wird. Magnesiumperoxid kann aber auch abführend wirken, die genaue Wirkung auf unerwünschte Darmbakterien ist noch umstritten.

- Das Präparat **Mutaflor®** enthält das Bakterium E. coli Stamm Nissle 1917, das auch natürlich im Darm vorkommt. Mutaflor wird gezielt beim

Reizdarmsyndrom eingesetzt. Es trägt zur Wiederherstellung der Darmflora bei und lindert so Blähungen, Verstopfungen und Durchfall. Die Darmbarriere und dadurch auch das Immunsystem werden gestärkt. Die Bakterien befinden sich in einer magensaftresistenten Kapsel, so dass sie von der Magensäure unbehelligt den Dickdarm erreichen und dort unerwünschte Bakterien verdrängen. E. coli Stamm Nissle 1917 hemmt Krankheitskeime und bildet zahlreiche Stoffwechselprodukte, die für die gesunde Funktion des Dickdarms unerlässlich sind. Das Medikament zeichnet sich durch seine gute Verträglichkeit aus, nur sehr selten können Blähungen als Nebenwirkung auftreten. Diesen kann durch eine einschleichende Dosierung vorgebeugt werden. Bei chronischen Beschwerden wird eine langfristige Einnahme von Mutaflor über mehrere Monate hinweg empfohlen.

Dies ist nur eine kleine Auswahl der Methoden und Mittel zur Darmsanierung, besonders aus der Gruppe der Probiotika gibt es noch zahlreiche weitere Präparate. Bei der Darmsanierung ist letztendlich die Ernährung das A und O, das teuerste Probiotikum kann nicht wirken, wenn der Darm weiterhin durch schwerverdauliche oder unverträgliche Speisen belastet wird. Außerdem hilft nicht jedes Mittel bei jedem Menschen gleich gut, da die Zusammensetzung der Darmflora ja individuell verschieden ist. Lass dich im Zweifelsfall von einem Arzt, Apotheker oder Heilpraktiker beraten.

Praktische Tipps auf dem Weg zu einer gesunden Darmflora

Zu guter Letzt sollen dich einige Tipps dabei unterstützen, deine natürliche Darmflora wiederherzustellen und dein Wohlbefinden wiederzuerlangen.

Sei geduldig! Abhängig davon wie es um die Vielfalt deiner Darmflora bestellt ist kann die Wiederherstellung der natürlichen Zusammensetzung einige Zeit dauern. Probiere nicht zu schnell zu viele verschiedene Mittel aus, sondern beobachte genau was dir gut tut und was nicht. Führe ein Tagebuch in dem du festhältst was du jeden Tag gegessen hast, ob und welche Präparate eingenommen worden und ob du Beschwerden hattest. Auf diese Weise kannst du auch testen welche Lebensmittel du verträgst.

Höre auf dein Bauchgefühl! Geh zur Toilette sobald du "musst" und entleere deinen Darm möglichst täglich, um Gärungsprozessen vorzubeugen. Bei akuter Verstopfung helfen Flohsamenschalen, Bauchmassagen (im Uhrzeigersinn) und andere Hausmittel. Bewege dich mindestens eine halbe Stunde am Tag und trinke zwei bis drei Liter Wasser täglich. Letzteres ist besonders wichtig, wenn du reine Ballaststoffe zu dir nimmst. Du kannst damit schon am Morgen beginnen, denn ein Glas lauwarmes Wasser direkt nach dem Aufstehen auf nüchternen Magen getrunken regt die Verdauung an. Wenn es dein Bauch mitmacht, kannst du das Wasser auch mit ein wenig Zitronensaft anreichern.

Iss möglichst frische und unverarbeitete Nahrungsmittel und verzichte auf Produkte die Konservierungsmittel, künstliche Aromen und andere Zusatzstoffe enthalten. Nimm dir Zeit zum Essen und achte darauf, jeden Bissen gründlich zu kauen. Baue gelegentlich fermentierte Lebensmittel in deinen Speiseplan ein, die natürlicherweise Milchsäurebakterien enthalten, z.B. Kefir oder Naturjoghurt. Gekauftes Sauerkraut ist pasteurisiert, es besitzt keine lebenden Bakterien mehr. Du kannst aber auch mit wenig Aufwand Sauerkraut selbst herstellen. Das gleiche gilt auch für Joghurt.

Bewege dich! Regelmäßige Bewegung regt die Darmperistaltik und so die Verdauungstätigkeit an. Dein gesamter Körper wird es dir danken, wenn du gelegentlich etwas Sport treibst oder das Auto öfter mal stehen lässt, um mit dem Fahrrad zu fahren. Besonders Nordic Walking, Laufen, Schwimmen, Radfahren und andere Ausdauersportarten sind gut geeignet. Eine halbe Stunde täglich ist vollkommen ausreichend. Auch Yoga kann das gesamte Körpergefühl positiv beeinflussen.

Sorge für dich! Auch psychische Probleme können sich durch Verdauungsprobleme äußern. Wenn sich gar keine organische Ursache für deine Beschwerden finden lässt und nichts helfen will, kannst du dich auch an einen Psychotherapeuten wenden, um nach den Hintergründen zu suchen. Eine Therapie kann dir auch dann helfen, wenn deine Darmbeschwerden einen sehr großen Leidensdruck verursachen und ein alltägliches Leben unmöglich machen. Nimm dir immer mal wieder etwas Zeit für dich um dir selbst etwas Gutes zu tun und finde Möglichkeiten, dein Leben weniger stressig zu gestalten.

Lass dich nicht entmutigen! Es kann frustrierend sein, wenn das viel empfohlene Präparat oder die angebliche Wunderdiät wieder nicht geholfen haben. Finde einen Weg um diesen Frust rauszulassen, denn auch negative Gefühle machen auf Dauer krank. Sprich mit einem Freund oder einer Freundin über deine Situation oder such dir eine Selbsthilfegruppe, in der du dich mit Menschen austauschen kannst, denen es ganz genauso geht und die dich und deine Probleme ernst nehmen. Der Weg zu einer gesunden Darmflora und einem beschwerdefreien Leben ist oft nicht einfach aber er ist leichter zu gehen, wenn du nicht alleine bist.

Schlusswort

Vielen Dank für den Erwerb dieses Buches! Ich hoffe es konnte dir dabei helfen, deinen Darm und die vielen nützlichen Mitbewohner darin besser kennenzulernen!

Wenn du dich bisher noch nicht viel mit diesem unterschätzten Organ beschäftigt hast, dann weißt du nun was du tun musst, um auch weiterhin Freude an einem gesunden Darm haben zu können. Vielleicht bist du dir nun auch mehr der großartigen Arbeit bewusst, die dein Darm täglich für dich leistet. Wenn du ihm ab und an etwas Gutes tust, wird er es dir danken.

Falls du dich seit kurzem oder schon länger mit mehr oder weniger unangenehmen Beschwerden herumplagst, dann konntest du vielleicht den ein oder anderen hilfreichen Gedanken aus diesem Buch mitnehmen.

Beachte aber bitte, dass dieses Buch eine Beratung durch einen fachkundigen Arzt oder Heilpraktiker nicht ersetzen kann. Die Informationen in diesem Buch wurden sorgfältig und nach bestem Wissen zusammengetragen. Für eventuelle Schäden die aus der Anwendung der beschriebenen Ratschläge entstehen, wird keine Haftung übernommen.

Haftungsausschluss

Die Inhalte dieses Buches wurden mit äußerster Sorgfalt erstellt. Für die Richtigkeit, Vollständigkeit und Aktualität der Inhalte wird keine Gewähr übernommen. Haftungsansprüche gegen den Autor, welche sich auf Schäden materieller oder ideeller Art beziehen, die durch die Nutzung oder Nichtnutzung der dargebotenen Informationen bzw. durch die Nutzung fehlerhafter und unvollständiger Informationen verursacht wurden, sind grundsätzlich ausgeschlossen, sofern seitens des Autors kein nachweislich vorsätzliches oder grob fahrlässiges Verschulden vorliegt. Der Autor distanziert sich von jeglichen Ansprüchen die wegen nicht erreichen der Ziele Erfolgsstrategien welche im Buch erklärt sind.

Urheberrechte

Impressum einsehbar auf :

www.mira-brand.de

Email Newsletter

Anmeldung per Email um über Neuerscheinungen und News informiert zu werden, bitte eine Email an newsletter@mira-brand.de senden.

15805257R00042

Printed in Great Britain
by Amazon